NOTICES

SUR

HYÈRES

ET

CANNES,

PAR

ÉDWIN LEE, M. D.

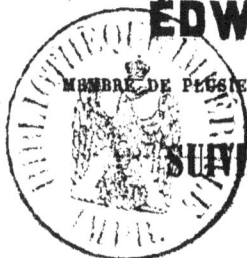

MEMBRE DE PLUSIEURS ACADEMIES ET SOCIÉTÉS MÉDICALES.

SUIVIES D'OBSERVATIONS

SUR

l'Influence du Climat dans la Phthisie pulmonaire.

PARIS,

Germer BAILLIÈRE, rue de l'Ecole de .Médecine ;
MONGE, Toulon.
1857.

Toulon. — Imp. et lith. d'E Aurel, rue de l'Arsenal, 13.

M'étant occupé depuis plusieurs années à examiner les climats des divers lieux de séjour pour les malades, et ayant visité à plusieurs reprises Hyères et Cannes, je suis induit, pendant les quelques semaines que des circonstances me retiennent dans la première de ces villes, à publier ces courtes notices qui pourront peut-être servir à appeler davantage l'attention des médecins et des malades sur ces localités si favorisées par la nature ; où un ciel d'Italie, un temps généralement serein et doux et des campagnes verdoyantes en hiver ; l'aspect des jardins où croissent l'oranger, le palmier, l'aloès, le cactus et d'autres plantes indigènes des pays chauds, sont, par leur rapprochement des principaux foyers de la civilisation, mis à la portée de beaucoup de personnes qui, quoique désirant profiter des avantages d'un séjour dans un doux climat, ne pourraient pas entreprendre un long voyage, ou qui ne voudraient pas sortir de la France.

Bien que Hyères ait été fréquentée depuis longtemps par beaucoup de malades, il n'existe aucune publication locale qui en donne une description ; car, quoique l'ouvrage de M. Denis soit rempli de détails très intéressants sur l'histoire, l'archéologie, l'histoire naturelle et la météorologie du pays, il sert peu comme guide pour les visiteurs, ou pour fournir aux personnes éloignées des renseignements qui sont souvent demandés. Quoique je ne prétende pas remplir cette lacune, j'ai cru que les notices sur le climat seraient plus généralement utiles en y ajoutant un aperçu des particularités d'Hyères, ainsi que de Cannes qui est comparativement peu fréquentée par les visiteurs français; mais ce séjour est apprécié chaque année de plus en plus par les Anglais dont le nombre s'est tellement accru cette saison, que plusieurs familles n'ont pu s'y loger.

Le mode d'action remédial du climat me paraît avoir été envisagé d'une manière trop circonscrite. Les observations que j'ai ajoutées font partie d'un mémoire pour lequel m'a été décerné le prix offert par une société médicale des États-Unis; elles peuvent servir à exprimer mon opinion sur ce sujet, en attendant que l'ouvrage soit publié en français.

Hyères. — Février 1857.

HYÈRES.

Hyères est située à quatre lieues à l'est de Toulon, sur la route de Saint-Tropez, à l'extrémité d'une vallée fertile, et éloignée d'une lieue de la mer dont elle est séparée par une plaine entrecoupée au sud-ouest par une chaîne de collines verdoyantes et boisées : la plus élevée (la *Colle-Noire*), atteint la hauteur de 400 mètres. La partie moderne est bâtie le long de la route, la vieille ville occupant en général la pente méridionale d'une montagne escarpée à laquelle Hyères doit en grande partie sa protection contre les vents du nord ; le sommet est couronné par les restes de l'ancien château, que l'on aperçoit de loin comme l'objet le plus frappant du paysage. Une ceinture de montagnes élevées, mais plus éloignées, s'étend du nord au sud-est formant un abri contre les vents de ces quartiers. La ville est pleinement exposée aux influences du midi, mais du côté du nord-ouest elle n'est qu'imparfaitement protégée des vents ; les deux hautes montagnes qui circonscrivent la vallée dans cette direction, le Coudon et le Fenouillet, étant séparées par l'espace d'une lieue et demie.

En quittant la grande route de Toulon à Draguignan pour entrer dans la vallée d'Hyères, l'on éprouve déjà une différence dans la température, qui devient de plus en plus marquée en s'approchant de la ville à travers des vignobles et des plantations d'oliviers. Passant devant quelques maisons garnies et l'hôtel des Iles-d'Or, dont la belle façade et la terrasse ornée ne manqueront pas de l'impressionner agréablement, le nouvel arrivé se trouve dans la partie la plus habitée par les visiteurs ; d'un côté des maisons commodes, de l'autre la place des Palmiers ; terrasse et promenade d'une étendue circonscrite, au-dessus du niveau de la plaine, embellie par cinq beaux specimens de cette espèce de végétation orientale, d'où l'on jouit d'une vue délicieuse, bornée au midi par les Iles d'Hyères, à l'est par le cap Benat et le fort Bregançon, et au sud-ouest par les collines verdoyantes déjà mentionnées, dont la plus rapprochée de la mer est surmontée d'un édifice désigné sous le nom de l'Ermitage· Tout près de la place sont les hôtels de l'Europe et des Ambassadeurs — au-delà desquels la rue, réserrée entre un mur et des habitations d'un ordre inférieur, se ter⁻

mine sur la place de la Rade, carré spacieux ne contenant que deux ou trois bonnes maisons; la plus grande, ayant un beau jardin, appartient à M. Denis, l'auteur des *Promenades Pittoresques à Hyères*, autrefois maire de la ville. Le côté que longe la route est occupé par de mesquines constructions en bois; sur un plan un peu plus élevé est la place Royale, également entourée, de trois côtés, de maisons d'un genre inférieur; sur cette place se trouve l'église de Saint-Louis, qui porte l'empreinte d'une antiquité très reculée, et dont l'intérieur, bâti dans un style gothique avec des arches en pierre et des vitraux peints qui laissent à peine pénétrer la lumière du jour, présente un aspect intéressant. Dans ce quartier sont situés la poste aux lettres, un bel édifice nouvellement construit, — comprenant l'hôtel Laure et une maison garnie, — une librairie avec cabinet de lecture pour les journaux, et un petit établissement hydrothérapique (supplémentaire à l'établissement de Mornex près Genève). Une villa appartenant également à M. Denis, plane sur la colline avoisinante, au-dehors de la ville.

La vieille ville ne contient aucun édifice remarquable, ou qui ait quelque mérite architectural; les rues sont étroites et mal pavées; la rue principale ainsi que la place du Marché portent le nom de Massillon, qui naquit à Hyères.

L'église de Saint-Paul, située dans une partie élevée, n'offre aucun intérêt pour les étrangers (1). Hyères compte une population de 10,000 âmes, mais sauf les promenades dans les environs, elle ne possède que peu de ressource pour les oisifs. Il y a un cercle à l'hôtel de l'Europe où l'on se réunit pour lire les journaux, pour jouer aux cartes, etc. ; tous les hôtels ont des tables d'hôte assez bien servies ; les hôtels des Iles-d'Or et Laure contiennent des salons de réunion, qui n'étant pas chauffés et éclairés le soir, sont peu occupés. Par conséquent, beaucoup d'individus isolés, ainsi que des familles qui seraient tentés de séjourner à Hyères s'y ennuient et vont plus loin. Il y a une bibliothèque pour l'abonnement des livres, vis-à-vis la place des Palmiers, contenant une assez bonne collection des ouvrages des écrivains français, ainsi que les productions de plusieurs auteurs anglais estimés.

Hyères ne possède pas de bibliothèque publique. Le défaut d'une promenade abritée d'une étendue suffisante pour permettre aux personnes faibles de prendre l'exercice, sans s'éloigner de la ville, se fait aussi sentir et

(1) De la terrasse, derrière l'église, on jouit d'une belle vue sur la plaine.

fournit l'occasion à un assez grand nombre de ceux qui arrivent de ne pas y prolonger leur séjour. D'autre part, les personnes qui ne peuvent se promener qu'en voiture, sont presque forcées de se tenir sur la grande route, qui ne leur offre pas de distractions; les routes conduisant dans la direction de la mer, étant pour la plupart mal entretenues à peu de distance de la ville, de sorte que les malades en s'y aventurant risquent d'éprouver un accroissement à l'épuisement de leurs forces produit par la maladie.

M. Denis, considérant le petit nombre de visiteurs anglais qui est venu à Hyères depuis quelques années, attribue la circonstance à ce qu'il n'y existait pas de temple pour le service protestant. Un temple a été récemment construit, mais il est trop petit pour pouvoir contenir plus d'une centaine d'individus; cependant, à l'exception de la saison actuelle, le nombre de mes compatriotes ne s'est pas notablement accru, tandis que tous les autres séjours d'hiver sur le continent ont été tellement fréquentés, qu'ils n'ont pu se caser que difficilement. La vrai cause de ce que Hyères, nonobstant les avantages de son site et de son plus grand rapprochement des principaux centres de la civilisation, ait été moins fréquentée par les classes aisées qui re-

cherchent un doux climat, est que, tandis que les mu-
nicipalités et les personnes intéressées dans la prospérité
des autres villes se sont efforcées d'y réunir toutes les
commodités et tous les agréments possibles, Hyères est
restée beaucoup en arrière sous ces rapports. Il s'y trou-
verait peu de maisons convenables, dans la ville ou dans
les environs, pour loger des familles distinguées avec
leurs domestiques ; tandis qu'à Pau — dont le climat ne
convient pas, à mon avis, à autant de malades que celui
d'Hyères — il ne manque pas de logements adaptés à
toutes les classes de la société, ni de routes bien soignées
pour les promenades en voiture. Ainsi, malgré que la
condition d'Hyères se soit améliorée dans ces derniers
temps, elle laisse encore beaucoup à désirer avant qu'elle
puisse être fréquentée comme le sont plusieurs autres
localités qui ne sont pas plus favorisées par la nature ;
et comme elle sera bientôt liée au grand réseau des chemins de fer de l'Europe centrale (ce qui enlèvera en grande
partie l'objection qui est souvent faite, à savoir que les
malades soient assujétis aux inconvénients de longs et
fatigants voyages afin de se rendre dans des climats plus
doux), il faut espérer qu'elle ne tardera pas à posséder les
avantages hygiéniques, qui exercent une grande influence
sur la santé des malades, en secondant l'action d'une

atmosphère bienfaisante, surtout en ce qui à rapport aux
facilités de prendre l'exercice en plein air ; car, c'est principalement sous ce rapport que le séjour des pays du
midi, en hiver, est plus favorable aux malades que celui
du nord. L'on devrait alors, en premier lieu, chercher à
remédier à l'inconvénient du défaut d'une promenade
dans une position abritée, et améliorer l'état des routes
carrossables dans les environs ; à faciliter, au moyen
d'un trottoir le long de la route, la communication entre
les quartiers est et ouest, qui par le mauvais temps, est
rendue difficile ; à introduire un meilleur système de drai-
nage et d'éclairage (surtout du côté de la place de la Rade). Ces améliorations contribueraient beaucoup au con-
fort des visiteurs et pourraient être faites à peu de frais.
Quant à la construction de nouvelles maisons , elle peut
présenter plus de difficulté, mais j'ai la conviction que la
spéculation rapporterait un bénéfice considérable aux
entrepreneurs; et considérant le sujet au point de vue
médical, il ne manque pas des sites favorables pour l'em-
placement des habitations ayant une exposition au midi,
tels que ceux qui ne sont pas encore occupés entre l'hôtel
des Iles-d'Or et la place des Palmiers ; le long de la
route entre les hôtels des Ambassadeurs et des Iles-
d'Hyères ; et ceux vis-à-vis la place de la Rade , actuelle-

ment occupés par les maisonnettes déjà mentionnées.
Les environs aussi, possèdent des sites très favorables
pour la construction des villas que beaucoup de familles
préfèrent au séjour de la ville, et qui probablement s'é-
lèveront dans peu d'années. (1)

Sous d'autres rapports. Hyères est bien pourvue de
moyens qui contribuent à rendre la santé aux malades.
Les vivres y sont abondants et de bonne qualité, l'on
peut se procurer tous les médicaments nécessaires et
plusieurs des préparations dictetiques convenables aux
personnes dont la digestion est affaiblie; il y a un établissement de bains bien tenu. Quelques-uns des médecins jouissent d'une réputation méritée, surtout pour le

---

(1) Les meilleures positions pour les malades sont le voisinage de la
place des Palmiers, le long de la route menant à la place de la Rade.
Ceux qui redoutent le vent froid, le Mistral, peuvent se loger dans ces
quartiers, ou près la place de la Rade, qui cependant est plus exposée
au vent d'est qui souffle le plus au printemps. Pour ceux qui ne craignent
pas le Mistral, les maisons appartenant au propriétaire des Iles-d'Or,
le long de la route, offrent des logements convenables aux petites familles. Il y a aussi la maison vis-à-vis avec jardin. Parmi les autres
maisons garnies, peuvent être mentionnées la maison Mazaudier au bout
de la place des Palmiers; la maison Clerc, avec jardin, au-dessous de
l'hôtel de l'Europe; Giraud, avec jardin, sur la colline; Lamiche, à côté
de l'hôtel Laure; la maison de M. Denis, avec grand jardin, convenable
à une grande famille; la maison Toche, avec jardin, au-dehors de
la ville, à droite de la route de Saint-Tropez.

traitement des maladies pour lesquelles ils sont le plus souvent consultés ; et les pharmaciens sont habiles à préparer les ordonnances des médecins nationaux et étrangers. L'on peut louer des voitures, des chevaux de selle et des anes pour des excursions dans les environs, et les promeneurs qui ne sont pas en état de gravir les montagnes peuvent se trouver en quelques minutes parmi les jardins et les prairies sans être obligés de faire un long trajet par des chemins clos entre des murs, avantage qui sera apprécié par ceux qui ont épprouvé cet inconvénient dans d'autres endroits. (1)

Hyères offre, par la beauté de ses environs, assez de ressources pour la promenade à ceux qui peuvent entreprendre des excursions à pied plus lointaines; soit que l'on se dirige vers la mer par le chemin de Costebelle, ou vers le sud-est pour explorer les nombreux sites pittoresques que l'on rencontre parmi les collines sus-mentionnées, d'où l'on jouit du paysage riant de la plaine, entourée d'une ceinture de montagnes en forme d'amphithéâtre, et de la ville adossée contre son rocher; soit que l'on prenne la direction au nord, suivant les sentiers qui mènent sur les collines avoisinantes à l'intérieur; soit enfin que l'on re-

(1) Il serait à désirer qu'il y eut quelques voitures stationnées sur une place publique pour louer à l'heure.

monte le cours de la petite rivière de Gapeau, qui traverse la plaine à l'est; partout il se présentera des objets pleins d'intérêt et une végétation luxuriante d'arbres, d'arbrisseaux, de plantes et, au printemps, de fleurs variées (1). « Les végétaux qui croissent naturellement dans le pays, dit un écrivain médical, constituent une flore des contrées méridionales ; et l'on cultive en pleine terre une foule de plantes des climats chauds, depuis l'oranger de Portugal jusqu'au palmier de l'Egypte. Les campagnes environnantes, remarquables en général par la beauté de la végétation, par des accidents multipliés de terrain qu'elles présentent, et en quelques endroits, par quelques vestiges curieux des temps passés, offrent dans toutes les directions des promenades naturelles aussi agréables que variées. » (2)

L'on jouit de beaux points de vue des pentes de la colline du château, derrière l'hôtel des Iles-d'Or ; mais pour monter aux ruines il faut traverser la vieille ville, passant par l'église de Saint-Paul, ou prendre le chemin au-dehors des murs qui part du voisinage de la place Royale.

---

(1) Les jardins de MM Farnous (près la Place de la Rade) et Beauregard, contiennent de belles collections de plantes exotiques et tropicales. Il y a aussi plusieurs horticulteurs dont les jardins seraient visités avec intérêt par les amateurs.

(2) Notice topographique d'Hyères, par le docteur Barth. Archives de médecine, 1841.

La montée est un peu pénible, mais l'enceinte des ruines
est bien entretenue, et en arrivant au sommet la peine
est amplement compensée par l'aspect du panorama,
aussi remarquable par son étendue que par ses contrastes,
qui se déploie aux regards. Au-dessous, se présentent la
ville avec les vieux murs et les tours qui la cernaient
autrefois, occupant la pente occidentale du rocher ; vers
le midi s'étend la plaine avec ses plantations d'oliviers,
ses rangées de cyprès et çà et là un palmier ; au-delà, l'on
voit les Iles, un ou deux vaisseaux de guerre et de petites barques en rade ; à l'ouest un mélange curieux de
montagnes boisées, avec le cap Benat et le fort Brégançon
aux bords de l'horizon ; la plaine étant terminée dans cette
direction par les étangs salins servant pour l'extraction du
sel ; au sud-ouest la presqu'île de Giens, jointe au rivage par
une langue de terre plantée de sapins, qui s'étend jusqu'à vis-à-vis de la ville ; au nord un entassement de
montagnes aux formes variées, les plus rapprochées étant
couvertes des bois de l'arbre à liége, dont la verdure
perpétuelle contraste agréablement avec les masses isolées de rochers gris qui s'élèvent à pic çà et là, avec les
cimes stériles de la chaîne des Maures et des Alpes que
l'on aperçoit dans le lointain, ainsi que du côté de l'ouest,
avec la végétation de la vallée et les nombreuses maisons

blanches dont elle est éparpillée ; le cadre du tableau
étant formé par le Fenouillet, le Coudon et le Faron
ayant sur son sommet un fort qui fait partie des
fortifications de Toulon. A l'extrémité de la vallée s'élève
un monticule couronné par les ruines du fort La Garde.
Tels sont en abrégé les points de vue dont jouit le spec-
tateur de cette position élevée.

Un large sentier passant par-dessus les montagnes derrière le rocher du château, et contournant la spacieuse
vallée de Plan-de-Pont, mène par une descente abritée
par l'arbre à liége, à la Roquette, propriété de M. de B.
occupant un site pittoresque entouré de collines boisées.
L'on peut retourner à Hyères par la route carrossable qui
n'offre rien de remarquable, ou par un sentier agréable
qui traverse la montagne près du Fenouillet, ayant vue
sur la plaine et sur la mer, et qui vient rejoindre le premier chemin non loin du rocher du château, dont les
ruines se présentent bien de ce côté.

Un autre sentier traversant les bois sur les hauteurs
qui dominent le côté opposé de la vallée de Plan-de-
Pont conduit à la vallée de la Sauvebonne. L'on y va
aussi en voiture par la route de Saint-Tropez jusqu'au
pont du Gapeau, à une lieue de la ville, d'où l'on remonte
la rive gauche de la rivière par la route de Pierrefeu,

qui est en assez bon état, passant par-devant le château
de M. de Beauregard, chef de la municipalité, et qui,
bordée d'un côté par des campagnes boisées, offre quelques beaux paysages. Quittant cette route, l'on entre à
gauche dans la vallée de Sauvebonne plantée de vignobles
et d'oliviers; à droite, l'on aperçoit un couvent habité
par une trentaine de moines; un peu plus loin, au bout
de la vallée, est le village de la Crau d'où la route est
continuée jusqu'au pied du Fenouillet où elle rejoint la
grande route de Toulon. La tournée est intéressante et
se fait en deux heures et demie.

Le chemin le plus fréquenté des environs est celui de
l'Ermitage et de Costebelle, il est en assez bon état pour
les voitures jusqu'au point de jonction, à peu de distance
de la ville. De la terrasse, au-delà de l'Ermitage, l'on
jouit d'un des plus beaux points de vue de la plaine et
de la ville d'Hyères, de la côte, des Iles et des campagnes
avoisinantes de Costebelle. Cet endroit consiste en quelques maisons isolées au milieu d'une végétation luxuriante, occupant un site plus abrité et plus chaud que
Hyères. Le palmier y est plus florissant et porte des
fruits; une ou deux maisons sont louées dans la saison;
il y a de très jolies promenades pour les piétons, et un
bon chemin conduit au rivage de la mer; mais l'éloigne-

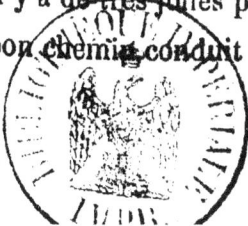

ment d'Hyères et le défaut de routes carrossables constituent de fortes objections à l'habitation de Costebelle,
où par le mauvais temps l'on serait tout à fait privé de
ressources. On peut retourner à Hyères par un sentier
qui suit la pente de la colline à droite, et à travers les
montagnes; il faut cependant avoir soin de ne pas s'éga-
rer, ce qui est assez facile.

L'on peut arriver en voiture au rivage près de Costebelle par la route d'**Almanare** qui, d'Hyères , passe à
gauche de l'Ermitage, mais qui est généralement en assez
mauvais état. L'Almanare se compose de deux ou trois
maisons contigües aux salines de cet endroit ; la route se
prolonge vis-à-vis de la presqu'île , le long de la mer
jusqu'à Carqueiranne, joli hameau, avec quelques maisons de campagne ; cette route est très accidentée et en
même temps abritée par la chaîne de collines couvertes
de sapins de tous côtés excepté du côté de la mer, et si
elle était maintenue dans un état passable, l'on ne pourrait pas désirer une meilleure promenade pour les malades qui souhaiteraient respirer l'air de la mer. Les
piétons trouvent un sentier agréable tout près du rivage,
et parallèle à la route qui, passant devant le château de
M. de St. C., à Carqueiranne, va se joindre à la grande
route de Toulon, près de la Valette. Pour retourner à

Hyères sans retracer son chemin , l'on suit un sentier large mais pierreux qui, partant de derrière le château, passe entre les montagnes par-dessus le col le plus rabaissé de la chaîne, d'où l'on jouit d'une belle vue de la vallée et de la ville d'Hyères. Il faut une heure pour aller d'Almanare à Carqueiranne et une heure et demie de Carqueiranne à Hyères.

Une excursion intéressante pourrait être faite à pied ou à cheval, à la plantation de pins sur la plage vis-à-vis de la ville. L'on peut aller en voiture quand le chemin est en bon état, jusqu'à l'entrée du bois par la route d'Almanare, que l'on quitte vis-à-vis de l'Ermitage — traversant des terrains marécageux. La plantation s'étend de l'établissement des salines à l'ouest, à trois quarts de lieue le long de la mer présentant une variété de promenades agréables, parmi les pins et les arbustes qui croissent sur un sol sablonneux. L'on y jouit des beaux points de vue d'Hyères et de ses montagnes, de Costebelle et de la côte au-delà de Carqueiranne à l'ouest, et de Brégançon à l'est. L'on peut retourner par le chemin du Ceinturon et la route de Sᵗ-Tropez, qui, cependant, fait un détour considérable comme les autres routes, conduisant à la mer à l'est d'Hyères, n'offre pas d'intérêt.

Parmi les vallées de la *Colle-Noire*, celle de la Mondière est la plus agréablement boisée. On y va par le chemin qui, passant par la maison de M. de Beauregard, conduit dans la direction de Carqueiranne. En arrivant à l'extrémité de la vallée, on trouve deux sentiers, l'un à droite qui va dans les montagnes, l'autre à gauche menant au sommet du col d'où l'on aperçoit la mer et l'Ermitage. On peut descendre de ce côté, ou, si l'on veut raccourcir sa promenade, on peut — sans monter au col — suivre le sentier à gauche qui descend à la vallée de Saint-Martin et vient rejoindre celui de Carqueiranne que l'on avait quitté.

Mais c'est du sommet du Fenouillet que les plus beaux points de vue se présentent au regard de l'observateur ; cette montagne, la plus élevée du voisinage d'Hyères, étant située au centre des objets environnants les plus propres à inspirer de l'intérêt. Le pic de Fenouillet se compose d'un amas de rochers nus, détachés les uns des autres et presqu'inaccessibles, près desquels gisent, aux alentours, des masses énormes couvertes en partie de buissons et d'arbustes, rappelant à ceux qui y sont allés, le souvenir d'un spectacle analogue — le Chaos de la vallée de Gavarnie dans les Pyrénées. — La vue de tous côtés est des plus étendue, comprenant, outre plusieurs des objets déjà énumérés , le pic des Oiseaux , rocher escarpé qui s'élève vis-à-vis ; la mer au-delà des Iles, et la côte ; au sud-ouest, plusieurs chaînes de montagnes ; au nord-ouest, la vallée de Sauvebonne ; à l'est, la rade, le phare et les fortifications de Toulon. L'on peut monter au Fenouillet avec des ânes par un chemin quittant la grande route à peu de distance d'Hyères et retourner, dans une heure, par un sentier passant sur les montagnes et se joignant à celui déjà mentionné, au-dessus des vallées de la Roquette et de Plan-de-Pont.

Les personnes qui ne peuvent pas aller loin trouveront sur les collines aux environs plusieurs promenades qu'elles pourront faire sans fatigue. L'une des plus agréables est sur la colline nommée le Paradis, derrière la villa de M. Denis, d'où se présente une belle vue de la plaine, de la rade et des Iles. L'on peut descendre de l'autre côté par la vallée de la Ritorte à la route de Saint-Tropez, à peu de distance de la ville.

CLIMAT D'HYÈRES.

Hyères jouit à juste titre de la réputation d'être l'un des meilleurs sinon le meilleur séjour d'hiver, en France, pour les poitrinaires. Son climat, comme celui de la Provence en général, présente des différences très marquées entre les climats des autres parties du midi sous le rapport de la température et de la sécheresse. « La Provence, dit un écrivain distingué sur la météorologie, est une portion détachée du reste de la France, jetée sur la côte septentrionale de la Méditerranée. Protégée par un cercle de montagnes contre les vents du nord et descendant par des gradations successives vers la mer, elle jouit d'une température plus élevée que les provinces situées plus au midi près des Pyrénées. A l'est, le climat provençal se confond insensiblement avec celui plus doux dont jouissent les côtes de la Ligurie, désignées par le nom de la Rivière de Gênes. La température moyenne annuelle y est plus élevée que dans toute autre partie de la France. Elle atteint presqu'à 15 degrés (centigrade). Les étés y sont plus chauds et les hivers plus doux que dans les districts girondins. Le voisinage de la mer tempère les chaleurs de l'été ; le thermomètre ne s'y élève pas si haut proportionnellement que dans le nord de la France, mais la chaleur y est de plus longue durée et la température moyenne de l'été n'y est nulle part au-dessous de 21°. La quantité annuelle de pluie n'y est pas plus considérable que dans les autres parties de la France, mais la distribution, à l'égard des saisons, y est très caractéristique. Presque la moitié tombe en automne, l'autre moitié en hiver et au printemps ; l'été est par conséquent excessivement sec. Comme les pluies d'automne sont très abondantes, le nombre des jours pluvieux y est beaucoup moindre que dans toute autre région. A Marseille il est de 57 , à Montpellier 67 , à Nice 52 (60). Les orages ne sont pas fréquents, mais ils sont très violents ; ils arrivent pour la plupart au printemps et en automne. Le climat de la Provence est le meilleur en France, et il serait aussi le plus agréable et le plus sain si ce n'était le vent du nord-ouest (mistral) qui souffle avec une extrême violence dans toute la vallée du Rhône. Ce vent était inconnu au temps de Jules César, qui représente la Provence comme un pays couvert de forêts. Après la destruction inconsidérée des arbres qui cou‾ vraient les plaines et les collines avoisinantes de la *Delta* du Rhône, ce vent impétueux se fit sentir pour la première fois.

« Il y a en Provence un district privilégié s'étendant depuis Hyères jusqu'à Nice. Situé au pied des Alpes, au dehors du trajet du mistral, ce pays jouit d'un climat plus doux que Rome et Naples, c'est là que vont les personnes aux poitrines délicates, chercher la douce atmosphère, la température constante, l'existence calme qui retardent le progrès de la plus inexorable des maladies, et qui l'arrêteraient quelquefois si la négligence ou un funeste aveuglement n'empêchait pas les malades de chercher à temps une guérison possible, ou ne les induisait à faire choix des localités moins favorisées. » (1)

Le climat d'Hyères présente quelques différences de celui des autres parties de la Provence, dépendant des particularités de son site. Le ciel est généralement serein en hiver ; l'air y est pur, sans avoir l'extrême sécheresse de Marseille et de quelques autres villes avoisinantes ; il tombe en général comparativement

(1) M. Martius. — Annuaire météorologique de la France, 1850.

peu de pluie dans cette saison ; mais il ne faut pas croire
comme paraissent le faire quelques personnes, qu'il n'y
a pas de mauvais temps et que les vents froids ne s'y
font pas parfois sentir. M. Denis, qui écrit avec impar-
tialité et prévient les étrangers contre les descriptions exagérées qu'en ont données quelques écrivains des Guides
des voyageurs, s'exprime ainsi : « un printemps perpétuel
ne règne pas dans notre vallée ; l'hiver y est marqué par
quelques journées froides et pluvieuses ; les vents y
arrivent violents et parfois dévastateurs ; les chaleurs de
l'été, sans être insupportables, sont longues et continues ;
toutes les parties du territoire qui ne sont pas favorisées
par des irrigations naturelles ou artificielles présentent
l'image de la sécheresse ou de l'aridité. Des tourbillons
de poussière enveloppent le voyageur ; des orages inat-
tendus, menaçants et destructeurs viennent y fondre en
grêle ou en torrents de pluie ; et après tout, et malgré
tout, cette vallée et sans contredit la plus favorisée du
ciel de la France ; car, quelques moments de froid sont
suivis d'une longue suite de belles et tièdes journées ; les
chaleurs de l'été sont tempérées par la brise de mer qui
souffle régulièrement durant une partie du jour. La
montagne qui domine la vallée offre un puissant abri
contre la puissance des vents. Les grandes routes sont

bien entretenues, les cultures sont variées, les herbages
y croissent sans interruption. » (1)

M. Foderé, qui a exercé la médecine à Hyères , s'est
ainsi exprimé à son égard :

« Hyères paraîtrait être un peu plus chaude en hiver
et moins exposée que Nice aux variations brusques de la
température. Ainsi que dans tous les climats où la chaleur favorise la transpiration, les habitants d'Hyères ne
sont sujets ni à la goutte, ni au rhumatisme, ni à l'asthme
et les étrangers qui y viennent passer les hivers sont
presque sûrs, de même que sur le littoral des Alpes Maritimes, d'y éprouver un grand soulagement. L'absence
des pluies et des brouillards, et l'exercice qu'on peut
faire tous les jours dans cette saison au milieu d'une
belle végétation, rendent certainement ce séjour très re-
commandable. D'autre part, le voisinage des marais, des
étangs, des salines, la malpropreté des rues et l'absence
d'une quantité assez considérable des eaux potables ,
présentent de graves inconvénients, malgré la salubrité
de la saison. » (2).

---

(1) Promenades pittoresques à Hyères.

(2) Voyage aux Alpes Maritimes. Les inconvénients signalés par cet
auteur n'existent plus actuellement au même degré ; les marais ont été
en grande partie desséchés ; d'ailleurs ils n'exerceraient pas une influence fâcheuse sur la santé en hiver.

La seule notice sur le climat qui ait été publiée dans ces derniers temps par un médecin d'Hyères, est celle de M. Honnoraty, qui est citée par M. Carrière dans son ouvrage sur le climat de l'Italie. Cet auteur dit : « que la ville est exposée au vent nord-ouest et qu'elle n'est pas suffisamment abritée du côté de l'est. Les orangers et les citronniers sont plus petits qu'à Nice, (1) les pluies en automne et les brouillards n'y sont pas infréquents, en hiver il y a une longue succession de beau temps, la température n'est pas sujette à d'aussi grandes variations, et il y a moins de différence entre celle du soleil et de l'ombre qu'à Nice. Les matinées et les soirées sont froides. Au printemps les vents prédominants sont l'est, le sud-est et le nord-est. L'est amène l'humidité, il est le vent du printemps sur les côtes de la France comme l'ouest est le vent du printemps sur les côtes occidendentales de l'Italie ; les vents soufflant de la mer, le sud sud-est et sud-ouest modèrent la chaleur dans cette saison. Les vents les plus fréquents en automne sont le sud-est, l'ouest et le nord-est. En hiver, le nord

---

(1) L'on ne voit actuellement presque pas de citronniers et les orangers ne sont plus cultivés dans la plaine, étant circonscrits aux jardins près de la ville.

et le nord-est sont froids et perçants, mais l'influence de
ces vents est modifiée par le sud-est et le sud. Il y a
plus de jours pluvieux à Nice qu'à Hyères, où la moyenne
annuelle est 40. »

Il paraît qu'il y a erreur à l'égard du nombre des jours
pluvieux. La quantité moyenne de pluie qui tombe à
Hyères est, selon M. Denis, de 27 pouces, à Nice elle est
de 25 (ce qui n'est pas moins qu'à Londres). « Les vents
d'est, dit cet auteur, amènent au printemps les pluies ,
ceux du sud-est et du sud-ouest poussent et roulent ces
nuages épais qui en octobre et novembre viennent fondre sur le sol. Si les pluies ne sont pas très fréquentes
sur ce pays, elles sont ordinairement très abondantes.
Aux époques citées (printemps et automne) on peut
compter 40 jours de pluie, année commune. Ce sont les
vents marins qui pendant la dure saison font monter le
thermomètre, et les mêmes qui rendent l'été plus sup-
portable. (1) »

---

(1) Ordre des vents selon les saisons. Au printemps, l'est, le sud et
le nord-est ; en été, le sud, sud-est et ouest ; en automne, le sud-ouest,
l'ouest et le nord-est ; en hiver, le nord, le nord-est, le sud-est, le sud
et enfin le nord-ouest.

Terme moyen d'observations faites pendant 20 ans. Le vent du nord
souffle 10 jours au plus ; l'est, 65 ; le sud, 120 ; l'ouest, 40 ; le nord-
est, 20 ; le sud-est, 20 ; le sud-ouest, 18 ; variables de 8 à 10 jours.

Nous pouvons conclure de ce qui précède que le nombre de jours pluvieux à Hyères se rapproche de celui de Nice, quoique dans cette ville la quantité de pluie qui tombe soit plus également divisée entre les trois saisons. Ainsi, d'après la table de Roubaudi, que j'ai citée dans mon ouvrage, il tombe en décembre, janvier et février près de sept pouces de pluie ; en septembre, octobre et novembre neuf pouces trois quarts ; en mars, avril et mai six et demi ; tandis qu'en juin, juillet et août il tombe à peine trois pouces. Les saisons varient cependant beaucoup sous ce rapport. Lorsque les pluies d'automne tombent à leur époque accoutumée, il y a ordinairement à Nice une longue succession de beau temps en hiver ; tandis que si elles viennent à manquer, l'hiver est comparativement pluvieux ; il en est probablement de même à Hyères.

M. Denis divise le terroir d'Hyères en trois zones, dont chacune est soumise à une température qui lui est propre : 1° celle d'Hyères et de ses jardins ; 2° celle du littoral qui s'étend de l'est, par delà le Gapeau, à l'ouest du côté du Ceinturon ; 3° celle qui est particulière à toute cette suite de vallées et de collines comprises depuis le revers nord des montagnes du château , du Fenouillet, des Fourches et du grand angle du Coudon, et la chaîne

qui commence les terroirs de Collobrières, Pierrefeu et
Pignans. Il existe presque toujours une différence d'un
et demi à deux degrés entre la première et la deuxième
zone, et une différence de deux à quatre entre la deuxième et la troisième.

« Les brouillards, dit cet auteur, sont très rares aujourd'hui, ils s'élèvent parfois durant le printemps et
l'automne vers 10 et 11 heures du matin ; ils deviennent
épais et gros, marchent lentement du sud au nord , ga-
gnent le pic des montagnes à l'est et à l'ouest, et finissent
par se répandre et retomber dans les vallons. »

A ces citations des autorités locales, j'ajouterai quelques observations faites par M. Carrière, afin de démon-
trer les points de rapprochement qui existent entre les
climats d'Hyères et de Nice et les différences qui les dis-
tinguent l'un de l'autre. « La température est douce à la
sensation. Pendant les belles journées d'hiver, il n'y a
rien d'apre dans l'impression qu'elle produit , surtout
lorsque l'hiver commence à incliner vers le printemps.
D'après les observations de 30 ans (1810-40), le thermomètre descend jusqu'à un minimum qui se rapproche,
sans l'égaler, à celui de Nice (9). Le maximum est presque celui de la ville piémontaise , il surpasse 30. Les
époques de la journée qui correspondent aux plus grands

froids sont le matin et soir, comme dans le bassin de
Nice. Alors soufflent les vents continentaux, dont le
règne précède et suit celui des vents maritimes. A Nice
cette succession se fait régulièrement, elle ne présente
pas la même régularité dans la ville française. A cause
de la perméabilité de l'enceinte qui part des deux côtés
de la montagne d'Hyères, les vents continentaux traver-
sent quelquefois la journée et troublent le calme de l'air,
en même temps qu'ils abaissent la température. Parmi
ces vents, le mistral, qui présente ces conditions plus
que tous les autres, a un accès a plus facile dans le bassin
de la ville française que dans celui de Nice. C'est le plus
tumultueux, le plus sec et souvent le plus froid, puisqu'il fait baisser brusquement la température de 6 à 8 degr.

En général, la saison d'hiver présente malgré ces inconvénients une bonne et douce température. Il est rare
que lorsque le ciel est pur et sans nuages, ce qui arrive
assez fréquemment depuis les derniers mois de l'automne
jusqu'au printemps, la promenade ne soit pas aussi
agréable que salutaire pendant les deux ou trois heures
qui suivent le milieu du jour. Alors les vents maritimes
dominent, et la sécheresse de l'air est tempérée par cette
humidité insensible qui rappelle celle des campagnes
riveraines des parages méridionaux de l'Italie. »

« D'après les relevés du docteur Honnoraty, dit M. Barth, et pendant les mois les plus froids de l'année (décembre, janvier, février), le thermomètre, placé à l'ombre au nord, n'a pas, vers le milieu du jour, dépassé inférieurement 7 au-dessus du zéro, tandis qu'il s'élèvait souvent à 12 et 15 à l'ombre, et atteignait même 18 et 20 (centigrade). Au soleil, au contraire, il ne s'est pas abaissé au-dessous de 17, et il montait quelquefois à 30 et 40 ; mais le plus généralement, la chaleur moyenne variait de 10 à 13 à l'ombre et de 25 à 30 au soleil. Ces considérations, poursuit M. Carrière, établissent une autre analogie entre le ciel de Nice et celui d'Hyères. La différence qui existe dans le bassin de la ville française entre la température de l'ombre et celle du soleil est assez forte pour impressionner vivement les organisations délicates et les malades en traitement. Ainsi, comme pour Nice, ce n'est pas sans user de précautions qu'on doit se livrer à la promenade dans la campagne par les belles journées de l'hiver.

L'air d'Hyères est doux assurément, mais il ne l'est pas plus que celui de Nice ; l'un et l'autre présentent des minima que l'on peut considérer comme à peu près semblables. L'air est sec, surtout dans la région septentrionale du bassin, c'est-à-dire dans la portion de la vallée qui touche aux accidents de terrain ; naturellement il l'est moins sur les rives des cours d'eau, près des terrains marécageux et sur cette zone de la plaine qui forme la lisière du littoral.

Les vents ne sont pas capricieux à Hyères, et l'atmosphère ne présente pas la variabilité de celle de Nice. Assurément le ciel de Nice est capricieux, mais il acquiert de la fixité dans le milieu de la journée à cause de l'alternance régulière des vents maritimes, qui sont les vents du jour, avec les continentaux qui sont ceux de la nuit, des soirées et des matinées (1). Cette variabilité se fait sentir d'autant plus que les vents continentaux perdent tout leur calorique en passant sur les Alpes , dont les cimes se multiplient derrière le territoire de Nice, tandis que les maritimes conservent et corroborent toutes leurs

---

(1) Les localités maritimes des pays chauds, dit le docteur Copland, ainsi que celles des pays tempérés qui sont situées le plus au midi, tandis qu'elles subissent dans le jour, pendant la plus grande partie de l'année, les brises régulières de la mer — dépendant de ce que le courant de l'air remplace celui qui a été raréfié par l'influence réchauffante de la terre — sont en même temps assujéties aux vents de terre pendant la nuit, à cause de l'évaporation moins rapide et de la plus grande chaleur de la surface de l'Océan à cette époque ; la radiation rapide de la chaleur du sol réduisant bientôt la température de sa surface au-dessous de celle de l'Océan dans la même latitude. — Dictionary of Medecine.

qualités par l'itinéraire qu'ils suivent avant de parvenir dans le bassin. Les vents continentaux sont beaucoup moins froids à Hyères ; les changements de température que leur entrée déterminent, affectent moins vivement la sensibilité ; le nord-ouest forme seul exception ; non-seulement il produit une révolution profonde dans les conditions métriques, il souffle encore avec assez de fréquence, soit pendant le milieu du jour, soit pendant la nuit, pour transporter aux heures de la promenade une variabilité qui, pendant le même temps, est moins prononcée dans l'atmosphère de la ville piémontaise. (1)

M. Carrière considère que l'air d'Hyères est plus sec que celui de Nice. « La différence, dit-il, est assez grande entre l'élasticité atmosphérique des deux villes, pour attribuer à Hyères une suprématie marquée sur sa rivale du Piémont. Il faut rapporter la sécheresse de l'air de la station française à deux causes : les vents continentaux qui parviennent dans le ravin de Nice modifient profondément la pesanteur de l'air, mais le nord-est qui est le plus fréquent à Hyères joint au nord-nord-ouest qui a la prépondérance en hiver, doit le modifier plus profondément encore. Il paraîtrait aussi que la proportion

(1) Sur le Climat de l'Italie.

de journées pluvieuses serait plus élevée à Nice que dans la ville française (c.-à-d. 60 à Nice 40 à Hyères). Ces deux circonstances établissent donc la raison de cette différence d'élasticité atmosphérique qui fait de l'air de Hyères un air plus sec que celui de la station du territoire piémontais. »

Nous avons vu que la quantité absolue de pluie qui tombe dans l'année est un peu plus grande à Hyères qu'à Nice ; et je crois avoir démontré que l'on a été induit en erreur en estimant le nombre de jours pluvieux à 40 seulement (ce qui serait moins qu'à toute autre localité des pays tempérés). D'après ce que j'ai pu observer à l'égard du degré de sécheresse relative de ces deux villes, il me semble que la distinction n'a pas été suffisamment faite entre les parties de la ville et les faubourgs de Nice habités par les étrangers, et les rues étroites et mal aérées de la vieille ville, et des campagnes environnantes qui sont presque au niveau de la mer, tandis qu'Hyères est à plusieurs mètres au-dessus de ce niveau, et qui par cette raison, ainsi qu'à cause de la quantité de rosée qui tombe dans la partie du bassin de Nice la plus abritée des vents, peuvent bien avoir l'atmosphère plus chargée d'humidité. Mais, d'autre part, les quartiers les plus fréquentés de Nice, près de la mer, ou longeant le Pâglion —

qui est presque toujours à sec, et ne saurait par conséquent être une cause puissante productrice de l'humidité — sont séchés par les vents et en même temps pleinement exposés au soleil. Nice étant située sur le bord de la mer et séparée des montagnes par une plaine, a par conséquent une plus libre ventilation qu'Hyères. Ces circonstances contrebalancent, à mon avis, la quantité plus grande de pluie qu'il peut y avoir en hiver. Hyères, au contraire, ayant une plaine et de l'eau salée entr'elle et la mer, est moins aérée par les brises qui soufflent de ce côté, tandis qu'en même temps elle est abritée du nord, et en grande partie du nord-ouest (vent sec occasionnel) ; mais en revanche elle est plus exposée à l'est (vent d'humidité) qui prédomine au printemps. L'atmosphère d'Hyères est douce, moins variable que celle de Nice, et elle est en même temps moins excitante; les personnes dont les nerfs sont agacés à Nice, et celles qui, à cause de cette qualité du climat, ne peuvent pas bien dormir, se trouveraient souvent beaucoup mieux à Hyères, ainsi que dans l'atmosphère moins sèche de la campagne de Nice, un peu éloignée de la mer. Au point de vue médical, ces différences sont importantes à noter; car, il arrive chaque saison, que beaucoup de malades qui viennent dans ce pays, se fixant dans des positions qui leur sont peu convenables, ne retirent aucun avantage du climat, et que d'autres voient leur état s'empirei ; tandis que s'ils avaient fait un meilleur choix de localité il aurait pu s'améliorer. Il y en a d'autres auxquels une certaine dose, pour ainsi dire, d'une atmosphère sèche et excitante est avantageuse ; mais lorsque cette dose est dépassée par un séjour trop prolongé, la même atmosphère leur devient nuisible. Le même effet se produit sur beaucoup de personnes en santé. Lors donc que le médecin s'aperçoit que des malades auxquels le climat semblait convenir d'abord, ne font plus de progrès, ou qu'il survient des symptômes d'excitation générale ou locale, manifestés par l'agitation, l'insomnie et la fréquence du pouls, qu'il ne saurait attribuer à une cause spéciale ou accidentelle (comme les refroidissements, les erreurs diététiques, l'état de gravité de la lésion, etc.), il pourrait le plus souvent y voir l'indication pour un changement de lieu. Le caractère du climat de tous les endroits fréquentés par les malades, éprouve aussi de grandes variations dans le cours des six mois de l'hiver et du printemps, ce qui rend souvent un changement nécessaire, et c'est à tort que plusieurs médecins recommandent d'une manière absolue aux malades de passer l'hiver (ou six mois) dans tel ou tel endroit, sans considérer suffisamment si les variations

de son climat à ces diverses époques ne formeraient pas
une contre-indication à un séjour prolongé. Ce que
je viens de dire à l'égard d'un climat sec et excitant, est
également applicable à un climat plus humide ou sédatif.
L'action d'une pareille atmosphère sur le système des
malades serait souvent avantageuse pendant un certain
temps, tandis qu'elle serait nuisible si elle était trop
prolongée.

Pour cette raison, les climats de Pau, de Pise et de
Rome (qui ont une température d'hiver moins élevée que
Nice et Hyères) conviennent à beaucoup de malades pendant quelques semaines ou deux ou trois mois, mais
deviendraient souvent trop relachants pour ces mêmes
malades s'ils y restaient toute la saison, à cause de la
plus grande proportion de pluie qui y tombe et du calme
de l'atmosphère, surtout à Pau et à Rome. D'autre part,
le séjour de plusieurs mois dans la même localité, soit
qu'elle possède un climat sec et plus ou moins excitant,
soit que le climat y est plutôt moite et sédatif, est préférable à un changement de lieu pour un grand nombre de
malades; et c'est au médecin qui a acquis les connaissances
nécessaires à cet égard, de déterminer, d'après les indications, ce qu'il y aurait de mieux à faire dans des cas
particuliers.

L'on peut dire en général, qu'un climat modérément chaud et sec, comme celui d'Hyères et des autres stations abritées des côtes septentrionales de la Méditerranée, est le plus convenable aux individus d'un tempérament lymphatique et scrofuleux, qu'ils soient malades ou seulement prédisposés à la maladie, ainsi qu'à ceux chez lesquels la circulation est ralentie ou du moins n'est pas accélérée, ou la pâleur jointe à la langueur des fonctions indiquent un état d'anémie ou de détérioration du sang. De tels malades regagneraient souvent la santé et les forces par l'influence de l'atmosphère vivifiante d'un tel climat, qui au contraire produirait des effets défavorables sur des individus d'un tempérament sanguin, excitable ou nerveux, et à plus forte raison, dans des cas de maladies aigües ou chroniques caractérisés par la fièvre, ou par l'excitation vasculaire ou nerveuse.

Cette opinion que j'ai exprimée, il y a plusieurs années, est corroborée par les observations de M. Carrière, qui dit : « Nice et Hyères conviennent, aux nuances près, aux malades de cette classe (à tempérament lymphatique et scrofuleux) qui appartient à l'Angleterre et aux zones septentrionales de l'Europe, ainsi qu'à la France du nord. Les malades du midi, dont les affections chroniques se compliquent en général d'un état de surexcitation nerveuse doivent aller dans les stations méridionales de l'Italie. »

Les maladies pour lesquelles le climat d'Hyères est recommandé par MM. Barth et Bayle, de Paris, dans les notices qu'ils ont publiées, sont signalées d'une manière trop absolue, sans préciser les divers tempéraments et les diverses conditions dans lesquelles peuvent se trouver les malades ; qui font qu'un climat — comme tout autre remède — qui serait avantageux dans tel cas, serait extrêmement nuisible dans tel autre cas de la même maladie. Ces diversités de conditions chez les malades doivent en effet constituer le guide principal du médecin qui veut faire choix du climat le plus approprié à des cas particuliers. Ainsi, par exemple, l'hémoptysie est souvent remédiable par l'action des climats de nature opposée. Lorsqu'elle est liée à un état de surexcitation vasculaire et nerveuse, l'atmosphère sèche de la Provence serait le plus souvent nuisible; tandis que celle de Pau, de Rome ou de Madère, qui est plus moite et dont l'action sur l'économie est plus sédative, serait probablement avantageuse; d'autre part, lorsqu'elle dépend d'un défaut de ton, ou du relachement du système, et des voies aériennes en particulier, sans qu'il y ait mouvement fébril, un climat sédatif serait plutôt désavantageux, et un climat chaud et en même temps sec, offrirait la plus grande probabilité de guérison.

Dans un grand nombre de cas où se présente l'indication pour préférer un climat chaud et modérément sec, celui d'Hyères, de Cannes ou de Nice conviendrait également bien, et alors le choix devrait être réglé par d'autres considérations que celles des légères différences météorologiques qui ont été notées entre ces localités. Ainsi, ceux chez lesquels des causes morales déprimantes auraient contribué à détériorer la santé, et ceux qui recherchent plus de distractions qu'ils n'en trouveraient dans une petite ville de province, feraient bien en général d'aller à Nice, et dans le cas qu'ils éprouvent de la surexcitation du voisinage de la mer, de se loger dans l'une des villas des environs ; ceux, au contraire, qui désirent éviter le mouvement bruyant d'une grande ville, qui recherchent la tranquillité et trouvent assez de ressources dans les promenades à la campagne pendant le jour, dans le sein de leurs familles ou dans la jouissance d'une société plus intime et plus cordiale que l'on ne rencontre rarement dans des endroits très fréquentés, ne sauraient mieux faire que de choisir pour séjour Hyères ou Cannes.

Nonobstant les variations atmosphériques occasion-

nelles, quand il n'existe pas une grande susceptibilité des
voies aériennes, le séjour en hiver, en totalité ou en partie,
de l'une ou l'autre des stations sus-mentionnées, serait très
propre à favoriser la guérison de la phthisie pulmonaire
dans une période peu avancée de la maladie, ou à procurer
une amélioration permanente chez des personnes du tempérament indiqué. Dans ces cas, ce n'est pas un climat très
égal qui convient le mieux. En effet, une température
trop uniforme, comme par exemple celle de Madère,
n'est pas en général très favorable aux constitutions du
Nord. Un pareil climat convient mieux à des organisations excitables, frêles et délicates, chez lesquelles la puissance de réaction contre le froid est très faible, ainsi qu'aux
personnes dont la santé est trop gravement compromise,
pour que l'on puisse raisonnablement entretenir l'espoir
de prolonger l'existence, autrement que par le repos
aussi complet que possible des organes lésés.

Le climat d'Hyères, et des autres lieux abrités de cette
partie du littoral de la Méditerranée, est très propre à
favoriser la guérison de la bronchite chronique avec ex-
pectoration, surtout chez les personnes âgées, et lorsqu'il n'y a pas de tendance à l'action inflammatoire.
L'asthme humide serait également amélioré dans la plupart des cas par ce climat. Les cas de bronchite sèche,

avec grande susceptibilité des voies aériennes , seraient au contraire plutôt empirés par l'influence d'un climat sec. Le séjour d'Hyères, ou de la campagne des environs de Nice serait préférable dans ces cas au voisinage de la mer.

Les scrofuleux sont placés dans la condition la plus favorable pour la guérison , par l'habitation en hiver d'une localité où la sécheresse et l'élasticité de l'atmosphère tendent à améliorer l'état de la nutrition et de l'hématose, ainsi qu'à procurer la résorption des tumeurs glandulaires. Les positions non loin du rivage de la mer sont préférables lorsqu'il n'existe pas une grande disposition à être sensiblement impressionné par les variations de température ; lorsque cette disposition existe , les malades feraient mieux de se loger dans l'intérieur du pays.

Ce genre de climat est généralement avantageux dans les affections des organes digestifs caractérisées par un état de torpeur et d'atonie générale ; lorsqu'au contraire, ces affections sont accompagnées d'un excès d'irritabilité générale ou locale, un climat tel que Pise , Rome ou Pau, conviendrait mieux. Les étrangers à leur première arrivée dans des pays du Midi, sont très sujets à éprouver de l'excitation anormale de ces organes, parce qu'ils n'ont pas soin de régler leur régime , mangeant souvent beaucoup de viande et buvant beaucoup de vin comme ils en ont l'habitude dans les pays du Nord. Ce désordre est généralement remédié par l'emploi des moyens simples et par un régime convenable.

La faiblesse des organes digestifs, qui, lorsqu'elle est de longue durée, produit parfois l'anémie et des maladies organiques, dépend souvent des causes morales déprimantes dont l'influence n'est pas suffisamment considérée par beaucoup de médecins, qui cherchent à remédier à ces effets au moyen de médicaments, dont l'action n'est que temporaire, et dont la répétition réitérée est souvent nuisible. Dans cet état du système, les moyens hygiéniques et moraux sont les meilleurs remèdes. Parmi ces moyens, il n'en est pas de plus efficace que la distraction occasionnée par le changement de lieu, l'habitation d'une localité où l'air est pur, où le climat est de nature à permettre aux malades de prendre l'exercice journalier en hiver, où l'éclat du soleil, l'aspect d'un pays accidenté et d'une belle végétation, tendent à distraire l'esprit des pensées sombres, et par conséquent à fortifier la digestion ainsi que les autres fonctions de l'organisme, à empêcher la formation des congestions viscérales, et à maintenir en équilibre normal les systèmes artériel et veineux, musculaire et nerveux.

Sous ces rapports le climat de la Provence serait avantageux dans beaucoup de ces cas; dans d'autres où les
malades recherchent des distractions plutôt que l'influence d'un climat particulier, il leur conviendrait souvent mieux de ne pas rester trop longtemps dans le
même endroit, où ils pourraient s'ennuyer; mais de vi-
siter dans le courant de l'hiver plusieurs des villes de
l'Italie, qui présentent le mouvement animé d'une capi-
tale, et possèdent de nombreux trésors de l'art.

Les mêmes observations sont applicables aux cas de
l'hypochondrie, de la mélancolie et à d'autres affections
nerveuses, qu'ils soient accompagnés ou non de désor-
dres fonctionnels des organes. Qui ne sait l'influence
puissante qu'exercent sur ces malades le beau et le mauvais temps et les diverses conditions de l'atmosphère?
Combien alors doit être bienfaisant le séjour en hiver
des localités où ces conditions sont généralement favorables. Dans l'hypochondrie purement nerveuse, où le
désordre des organes digestifs n'est que l'effet secon-
daire des impressions morales déprimantes, le climat
de la Provence, de Nice, de Malte, ou de Naples,
serait avantageux dans quelques cas; celui de Rome dans
d'autres, le choix devant être déterminé d'après les indications particulières présentées par des cas individuels.

Le séjour d'Hyères, de Cannes ou de Nice conviendrait aussi à plusieurs malades affectés de névralgie, pourvu qu'il n'existe pas en même temps une disposition à l'excitation générale. Un climat moite, quoique généralement nuisible, est quelquefois favorable dans ces cas. L'expérience d'un séjour de quelques semaines est souvent le meilleur guide pour le choix d'une localité convenable dans ces affections.

La goutte et le rhumatisme sont des maladies dans lesquelles l'influence bienfaisante d'un climat approprié est très apparente. Dans les cas de goutte, il y a presque toujours de la tendance à la congestion veineuse et viscérale, ainsi qu'à la surexcitation des reins, tandis que d'autre part l'activité des fonctions de la peau est diminuée.

Beaucoup d'individus sujets à la goutte évitent leurs attaques périodiques, qui chez d'autres sont moins violentes, en passant les hivers dans des endroits qui les induisent à se promener tous les jours, où une atmosphère chauffée par le soleil provoque une circulation plus énergique des vaisseaux capillaires de la peau, et une transpiration plus libre, que ne ferait l'habitation des pays froids et humides, au grand soulagement des organes internes. Un effet non moins favorable est produit par

ces agents propices dans la plupart des cas de rhumatisme, qui, le plus souvent, dépendent de l'action com-
binée du froid et de l'humidité. Le choix de la localité
devrait être réglé dans ces cas d'après les indications
particulières. Il faut que ces malades prennent des précautions pour se garantir contre les variations de température que l'on éprouve dans les pays du Midi aux
diverses époques du jour.

Le séjour dans un climat chaud, approprié aux divers
cas, exerce une influence bienfaisante sur le cours de
plusieurs autres maladies chroniques, comme la para-
lysie, surtout lorsqu'elle arrive à la suite des accès de
goutte ou de rhumatisme, plusieurs maladies de la peau,
l'engorgement du foie et de la rate produit par l'habitation des pays marécageux et par suite des fièvres inter-
mittentes, la détérioration de la santé occasionnée par
une longue résidence dans des pays tropiques et mal-
sains, etc. Dans presque tous les cas de maladies chroniques où l'on peut espérer de retirer de l'avantage de
l'influence du climat, l'on devrait faire précéder et
seconder ce moyen remédial par l'emploi des eaux mi-
nérales (en bains et en boisson) dans la saison d'été.
Les eaux tendent puissamment à préparer le système
pour subir l'action bienfaisante d'un climat con-

venable, mais les malades perdent fréquemment l'avantage qu'ils auraient pu obtenir de la combinaison de ces
moyens, en ayant recours exclusivement à l'un ou à
l'autre. Il serait hors de propos d'entrer sur cette occasion dans des détails à ce sujet, qu'il me suffise d'appeler
l'attention sur cette combinaison.

CANNES.

Cannes est située dans une position charmante sur le rivage d'une petite baie de la Méditerranée, ayant en face les Iles de Ste-Marguerite et Honorat qui en sont éloignées d'une lieue. Le trajet d'Hyères, en poste ou en voiture occupe à peu près quatorze heures. L'on peut coucher le premier jour au Luc — point de jonction des routes de Marseille, de Toulon, d'Aix et de Nice. A Fréjus on peut voir les restes d'un amphitéâtre romain. Bientôt après on commence la montée de l'Estérel — chaîne de montagnes qui s'étend des Alpes à la mer, sur lesquelles croissent en profusion le pin, l'arbre à liége, l'*arbutus* et diverses plantes aromatiques. De la partie la plus élevée de la route il y a une belle vue des montagnes et de la mer avec l'île Sainte-Marguerite. Ayant relayé, l'on descend à la plaine de Cannes, qui est abritée au nord par des montagnes assez élevées, au nord-ouest et au couchant par l'Estérel — à l'est partiellement par les Alpes Maritimes, tandis qu'elle est exposée aux influences du sud et du sud est (1).

La population de Cannes s'élève à 5,000 âmes. Le plus grand nombre des habitants sont des boutiquiers, des cultivateurs et des pêcheurs. Il n'y a rien de remarquable dans l'intérieur de la ville ; la partie moderne est bâtie sur la route d'Italie, étant jointe au port par le cours, promenade publique plantée d'arbres. Le port est commode et pourrait contenir d'assez grands vaisseaux, quoiqu'il n'y ait ordinairement que quelques bâtiments de commerce, des barques de pêcheurs et l'un des bateaux à vapeur qui fait le trajet en douze heures à Marseille une fois par semaine, portant les produits du sol, et des marchandises (2).

Il y a trois hôtels, savoir, Pinchinat, près du rivage, à l'entrée de la ville, du côté de Fréjus, la Poste et le Nord sur la grande route ; ces derniers ont une table d'hôte ; la diligence s'arrête au Nord. Quatre diligences passent tous les jours entre Nice et Marseille, deux dans chaque direction (l'une partant le matin, l'autre le soir). Le voyage

(1) On va de Fréjus à Cannes en quatre ou cinq heures.

(2) La *Marie* et le *Var* sont les meilleurs bateaux ; ils sont assez commodes, mais on ne peut pas compter sur leur départ à jour fixe.

se fait en vingt-cinq heures à peu près. Une malle-poste a été récemment organisée qui fait le trajet en vingt heures. La petite diligence d'Antibes à Grasse passe aussi par Cannes.

Beaucoup de voyageurs venant du côté de Lyon quittent le chemin de fer à Rognac, où ils sont conduits en moins d'une heure à Aix; là ils trouvent des voitures qui vont en dix-huit ou vingt heures à Cannes, qui par conséquent, possède assez de facilités de communication avec les autres pays. L'on va à Antibes en moins d'une heure, à Nice en quatre heures, et à Grasse en deux heures.

La ville est bornée à l'ouest par le mont Chevalier, colline d'une hauteur considérable, ayant au sommet une église et les ruines d'un fort, d'où l'on jouit du plus beau point de vue de Cannes et ses environs ; de la baie, des îles et d'une grande étendue de la mer au midi; d'un pays montagneux au nord ; de la route d'Antibes bordée par des collines agréablement boisées et des maisons de campagne, à l'est ; et au couchant, de riches plantations d'oliviers, des châteaux modernes, et de la chaîne de l'Estérel.

On a beaucoup bâti dans la ville et dans les environs depuis quelques années, mais le nombre de visiteurs a

augmenté en proportion , et ceux qui arrivent un peu
tard éprouvent souvent de la difficulté à se loger à leur
gré. Comme les maisons et les appartements ne sont
loués que pour toute la saison , et que plusieurs familles
voudraient ne passer que quelques semaines à Cannes, le
défaut d'un hôtel de premier ordre s'est fait sentir. Les
principales maisons de campagne appartiennent à des
habitants ou à des visiteurs anglais qui y viennent pour la
saison , étant situées, pour la plupart , sur les routes
de Fréjus et d'Antibes. La plus remarquable est le
château Sainte-Ursule, récemment bâti par M. Woolfield,
(à qui Cannes est redevable pour beaucoup de ses nouvelles constructions), dans le style du moyen-âge , occupant une belle position sur une hauteur qui domine la
route de Fréjus et au bord d'un ravin pittoresque, à travers lequel passait l'ancienne route romaine. L'intérieur est décoré et meublé avec beaucoup de goût. Un
spacieux jardin , artistiquement disposé, l'entoure, d'où,
ainsi que de la terrasse se présentent de belles perspec-
tives de la mer, de la contrée environnante et de l'Estérel,
qui vues au coucher du soleil laisseront sur l'esprit des
souvenirs ineffaçables (1). Du côté opposé de la route est

(1) Le château vient d'être acheté par lord Londesborough , pair
d'Angleterre.

le nouveau temple protestant, remarquable par la beauté et la simplicité de son architecture, également construit aux frais de M. Woolfield, mais qu'il est devenu nécessaire d'élargir. Tout près se trouve une chapelle protestante, servant pour le culte presbytérien, et fréquentée par les Ecossais, qui depuis deux ans ont été assez nombreux à Cannes. Un peu plus loin de la ville, à droite de la route, est le château de lord Brougham, habitation commode, mais qui ne présente rien de particulier ; à gauche, est le château de Saint-Georges — bâtiment moderne avec de beaux jardins qui s'étendent jusqu'au rivage ; il a été pendant plusieurs années la résidence hospitalière de M. Woolfield qui a beaucoup fait pour son embellissement. Non loin de ce château, il y a plusieurs villas habitées par des Anglais. Parmi celles qui sont à l'est de Cannes, l'on remarque particulièrement la villa de M. Tripet, bâtie dans le style moresque, avec l'addition d'un minaret, d'où l'on jouit d'une belle vue de la baie, des îles, de la côte et des montagnes. L'amiral P., résidant anglais, possède aussi une belle villa avec jardin dans cette partie des environs.

La ville en elle-même n'offre que peu de ressources ; il y a un cercle, où sont reçus les principaux journaux français, et un petit cabinet de lecture ; mais il n'y a

pas de librairie pour l'abonnement des livres. Aussi les
personnes isolées s'y ennuient facilement. Les environs
sont cependant très intéressants ; l'on peut faire des
promenades variées à pied et à cheval, dans l'intérieur ,
sur les collines environnantes et sur la plage sablonneuse
qui s'étend de la ville jusqu'au cap de la Croisette , où
doit être formé dans peu de temps une promenade publique. Les personnes qui se promènent en voiture ont
le choix des routes de Fréjus et d'Antibes, cette dernière
qui est parallèle au rivage et est très accidentée , ou de
celles qui conduisent à Grasse et au Cannet, village situé à
une élévation considérable au-dessus de la plaine, village
qui présente des beaux points de vue. L'on peut aller aussi
en voiture jusqu'à Napoule, sur le rivage du golfe, qui, à
l'époque de la domination romaine , était une ville de
quelque importance , et qui possède encore quelques
restes des murs que l'on verra avec intérêt. Après
avoir passé le pont en fil de fer, à une lieue de la ville ,
on quitte la route de Fréjus pour suivre la route à gauche , qui cependant est souvent en mauvais état. Pour
aller plus loin que Napoule, il faut marcher ou se
servir d'un cheval ; on monte sur la colline au-
delà du village par un sentier agréable , ayant vue sur le
golfe, les montagnes et la côte à l'est de Cannes , et qui

est continué à des hauteurs plus ou moins considérables au-dessus du niveau de la mer jusqu'à Fréjus.

De petits bâtiments à voiles et à rames servent pour des excursions sur mer; celles que l'on fait de préférence sont aux îles Sainte-Marguerite et Honorat, (autrefois Lerins, le repaire des pirates). On va à Sainte-Marguerite en moins d'une heure. Débarquant près du fort qui a longtemps servi comme prison d'État, où fut renfermé l'Homme au masque de fer, dont le nom et l'histoire sont encore couverts du voile du mystère. Les prisonniers arabes qui y furent détenus sont pour la plupart rentrés dans leur pays. L'île est abritée par des bois de pins, à travers lesquels sont coupés plusieurs sentiers agréables. Celui qui fait le tour de l'île, au bord de la mer, est le plus intéressant, il présente des beaux points de vue de Cannes et des montagnes environnantes, ainsi que des côtes à l'est et à l'ouest de la baie. L'île de Saint-Honorat n'offre rien de bien remarquable; il y a une ancienne maison que le propriétaire actuel (un visiteur anglais à Cannes) à fait en partie restaurer, et quelques restes d'un couvent qui existait dans les temps reculés. Cette île est cultivée.

Les environs de Cannes ont un aspect animé et attrayant; on y voit croître plusieurs arbres et plantes des pays chauds, et les fleurs y sont cultivées pour la parfumerie. Un écrivain qui a récemment publié une brochure sur Cannes en donne la description suivante que l'on croira peut être quelque peu flatteuse:

« L'aspect des campagnes est vraiment enchanteur; les propriétaires fonciers au lieu de confier à la terre les céréales, dont le produit est minime, s'adonnent à la culture des fleurs pour la distillation. De là ces émanations balsamiques que l'on respire à chaque pas, ces champs de violettes, de roses, de jasmins, de tubéreuses, ces buissons de cassie, qui flattent aussi agréablement la vue que l'odorat.

» On y remarque, poursuit cet auteur, la végétation des différentes latitudes du globe, le sombre sapin et le chêne du Nord, non loin du cactus et de l'aloës de la brûlante Afrique; le citronnier, le jujubier, le mélier d'Espagne, le dattier de Barbarie, le palmier majestueux, l'olivier toujours vert, l'oranger à la fois chargé de fleurs et de fruits. En toute saison la terre est émaillée de fleurs : le lilas, le primevère, la violette, la jacinthe fleurissent au soleil de novembre, comme à celui d'avril; la neige qui couronne les montagnes ne nuit pas à la végétation qui croit à leurs pieds et présente à l'œil un charme de plus, celui des contrastes (1).

(1) Une Saison à Cannes. — Paris, 1856.
Les orangers croissent dans plusieurs jardins, on en voit pas en plein champ, non plus que des palmiers. A Grasse il y en a davantage.

Quant au climat, il n'existe pas d'observations statistiques relatives à l'état de la température, la quantité de pluie qui tombe à diverses époques de l'année , etc. » Nous pouvons cependant inférer que dans ses caractères généraux , le climat de Cannes se rapproche de celui de Nice près du littoral. La ville est assez abritée du côté du nord ainsi que du nord-ouest , mais elle ne l'est pas suffisamment du côté de l'est, et elle est exposée au sud-est. L'on ne voit pas la neige sur les montagnes éloignées comme à Nice, et je crois que la température d'hiver y est moins froide et variable, l'air est moins excitant qu'il ne l'est près du rivage de Nice, mais il est plus excitant que celui d'Hyères. Le climat de l'une ou de l'autre de ces localités conviendrait donc à peu de chose près à la même catégorie de maladies ; les particularités présentées par les cas individuels pouvant servir de guide au médecin pour indiquer si le voisinage immédiat de la mer ou son éloignement d'une lieue devrait être préféré.

Une objection a été faite à l'habitation près de la mer par des personnes souffrantes de la poitrine , par Foderé , savoir , que l'atmosphère étant imprégnée de molécules salins est trop irritante ; mais il a été démontré par des expériences concluantes que l'air

des côtes de la Méditerranée , et même celui que l'on
respire à bord des vaisseaux en mer, ne contient pas de
matière saline lorsque la mer est calme, comme elle l'est
presque toujours dans les petites baies de la Provence et la Ligurie. Sur les côtes de la Grande-Bre-
tagne et de la France septentrionale, où , au contraire ,
la mer est le plus souvent agitée, et où il y a des marées
qui donnent lieu à une évaporation constante , l'air re-
çoit un certain degré d'imprégnation saline, mais il n'est
pas prouvé que cette imprégnation soit nuisible aux poitrinaires — à moins qu'il n'existe une grande susceptibilité des voies aériennes.

Plusieurs localités sur les côtes du Sud de l'Angleterre,
sont considérées comme favorables dans les maladies
chroniques des poumons. « C'est un fait singulier, dit le
docteur Davis, que les habitants de Nice et de la Provence éloignent toujours leurs malades consomptifs de
la mer, afin d'éviter l'irritation produite par l'eau salée.
Nous recommandons au contraire à ces malades l'habitation du voisinage de la mer. »

M. Richelmi dit aussi à ce sujet : « Je puis dire d'a-
près une expérience de trente-quatre ans relative à
divers endroits de la côte, que j'y aie trouvé la phthisie
extrêmement rare, et qu'à Nice je fais placer avec le

meilleur succès des individus atteints de certaines espè-
ces de phthisie dans les parties de la ville les plus rapprochées de la mer (1). »

Ce n'est pas cependant, comme ces médecins l'ont cru,
à cause de l'imprégnation de l'air par des molécules salins,
que les malades retirent souvent de l'avantage dans de
pareils cas d'un séjour près de la mer ; mais parce que
l'atmosphère étant plus agitée, produit un meilleur
effet sur les poumons qui agissent plus librement— ainsi
qu'en améliorant l'état du sang, que l'action de l'atmosphère des lieux très abrités (2).

Cette agitation de l'atmosphère serait nuisible dans
certains cas , que le médecin n'aurait pas généralement
beaucoup de difficulté à distinguer, et il est à peine nécessaire de dire que les malades devraient alors faire
choix d'une habitation plus éloignée du rivage et moins
sujette à des variations de température. Le séjour
d'Hyères conviendrait bien à beaucoup de ces cas.

La température de Cannes n'est pas très élevée en été;
elle l'est moins qu'à Paris , la brise de la mer qui s'élève

(1) A Monaco, Menton, Villefranche, S¹-Remo , où il y a une population de 76,449 habitants, la mortalité générale a été de 6,987 en dix
ans; celle causée par la phthisie pulmonaire ne montait qu'à 107.

(2) Nice et son climat.

vers dix heures et continue jusqu'à trois ou quatre heures de l'après-midi, tempère la chaleur du jour. Les
matinées et les soirées sont très agréables dans cette
saison — et les nuits pendant toute l'année, avec peu
d'exception, sont brillantes d'étoiles sur les côtes de la
Méditerranée. Des visiteurs viennent à Cannes en été et
en automne pour les bains de mer (1). L'on se baigne
très tard dans la saison, surtout les Anglais qui prennent
des bains en novembre, et parfois en décembre ; il y
vient aussi des malades pour les bains de sable. Des petites tentes sont dressées sur la plage, et les corps des
malades sont enterrés, pendant une heure dans le sable
fin chauffé par le soleil. « On emploie avec succès ce
mode de traitement, dit l'auteur d'*Une saison à Cannes*,
contre tous les genres d'affections rhumatismales et né-
vralgiques aigües (?) et chroniques, les maladies des os,
et contre les tempéraments faibles ou lymphatiques.
L'insolation agit doublement, et par la transpiration
abondante que le sable provoque, et par les sels marins
qui y sont contenus; aussi elle épure et fortifie à la fois. »

En sortant du bain les malades se couchent sur un

---

(1) Le thermomètre varie ordinairement depuis 6 à 10 degrés en
hiver, et depuis 24 à 28 (R) en été

matelas avec une couverture de laine jusqu'à ce que la transpiration cesse. Ce mode de traitement serait sans doute avantageux dans beaucoup de cas, où la maladie a été produite par une suppression de la transpiration, mais ce n'est qu'après une observation suivie et impartiale de ses résultats, comparés avec ceux que l'on obtient par d'autres moyens qui stimulent la peau et rendent les fonctions de cet organe plus actives que l'on pourrait prononcer qu'il mérite de leur être préféré.

OBSERVATIONS

SUR L'INFLUENCE DU CLIMAT DANS LA PHTHISIE PULMONAIRE.

———

Plusieurs médecins ont cru pouvoir attribuer la formation des tubercules dans les poumons à l'inflammation
aigüe ou chronique de ces organes, ou de la membrane
muqueuse des voies aériennes, mais l'opinion la plus
généralement accréditée de nos jours est que, quoique
l'action inflammatoire coexiste souvent avec la présence
des tubercules — dont elle est fréquemment un effet —
et qu'elle en accélère la marche, elle ne suffit pas en
elle-même pour produire ce dépôt morbide. Beaucoup
de malades succombent à la suite de pneumonies, de
laryngites et de bronchites chroniques, (dont les symptômes ont de l'analogie avec ceux de la phthisie,) qui sont
souvent considérés comme phthisiques ; comme par

exemple certains ouvriers, des maçons, des tailleurs de
pierre, des mineurs et autres qui respirent, avec l'atmosphère, une poudre fine, ou des molécules métalliques
qui donnent lieu à l'excitation chronique de la membrane
muqueuse et abrègent leurs jours ; mais dans de pareils
cas, l'autopsie démontre rarement la présence de tubercules dans les poumons. Le plus grand nombre de patho-
logistes des pays où la science à fait le plus de progrès,
sont aujourd'hui d'accord que l'existence de tubercules
dans les organes est referrible à un état anormal du sang,
produit par l'action de diverses causes anti-hygiéniques,
dont les plus influentielles tiennent à des conditions
particulières de l'atmosphère. L'humidité exerce surtout
une influence marquée sur la production de la phthisie
pulmonaire. Les pays où cette maladie sévit avec le plus
d'intensité ne sont pas les plus froids ni les plus chauds,
mais les plus humides — qu'ils aient d'ailleurs une température basse, moyenne ou élevée. — Elle est plus fréquente dans des climats froids et en même temps humides , comme ceux de la Hollande, de la Grande-Bre-
tagne, de la plus grande partie de l'Allemagne et de la
France. Dans le nord de la Russie, au contraire, ainsi
que dans la Norvège et en Suède, où le froid en hiver est
extrêmement rigoureux, mais où l'air est vif et sec , la

phthisie est peu commune. D'après les données statistiques qui ont été publiées sur la mortalité de divers
pays, il paraît qu'à Stockholm, sur 1,000 décès, il n'y en
a eu que 63 pour cause de phthisie pulmonaire ; tandis
qu'à Londres la proportion est de 236 sur 1,000 , et elle
est presque aussi forte à Paris. Le climat du nord de
l'Allemagne est plus froid, mais il est plus sec que celui
de la partie du sud près des Alpes ; et nous voyons qu'à
Berlin, la mortalité occasionnée par la phthisie n'est que
de 71 sur 1,000 décès ; tandis qu'à Munich elle monte à
107, et à Vienne (où le climat est encore plus humide), à
114. La phthisie est aussi très fréquente parmi les indigènes ainsi que parmi les européens dans les pays de
l'Asie, de l'Afrique et de l'Amérique du sud, qui ont un
climat chaud et en même temps humide, comme les An-
tilles, le Brésil. D'autre part, la maladie est presque
inconnue dans beaucoup de localités où l'atmosphère
possède au plus haut degré la qualité de la sécheresse,
comme dans les régions élevées du Mexique , du Pérou,
etc. (1) Dans la haute Egypte, qui a un climat très sec,

(1) L'atmosphère de quelques villes de ces pays situées dans les
terrains bas et près de la mer, est malsaine et humide. Le docteur
A. Smith dit qu'à Lima (Pérou) la phthisie est très fréquente, et que
les malades qui ne sont pas trop avancés , guérissent souvent en se
faisant transporter aux régions élevées où l'air est sec.

la phthisie se voit rarement, tandis que dans la Nubie et l'Abyssinie, où la température est encore plus élevée, mais où tombent les pluies qui produisent les crues du Nil, la maladie est assez fréquente.

Il est vrai que la phthisie se rencontre souvent parmi les habitants de quelques villes où le climat est sec et l'atmosphère subit des variations considérables de température. Ainsi, l'on a dit que la mortalité produite par cette maladie est dans la proportion élevée de 1 sur 4 décès à Marseille ; 1 sur 6 à Gênes ; 1 sur 7 à Nice ; 1 sur 8 à Naples ; mais, d'après ce que j'ai pu observer, je crois que ces proportions sont exagérées. Le plus grand nombre des affections phthisiques que l'on rencontre dans ces villes proviennent des bronchites et des pneumonies négligées, ainsi que des récidives fréquentes occasionnées par l'exposition du corps à des variations atmosphériques, du genre de vie et de diverses causes d'insalubrité auxquelles sont exposées plus spécialement les classes inférieures de la population, sur lesquelles sévissent principalement ces affections (sans être toujours des phthisies tuberculeuses), qui sont comparativement rares parmi les classes aisées ainsi que parmi les habitants des campagnes.

Le docteur Parola dit à ce sujet, dans son ouvrage sur

les tubercules, (1) « dans les pays chauds et secs, où l'air
est agité comme ceux du littoral de la Méditerranée, une
grande partie de l'Italie et du midi de la France, la
scrofule et les tubercules sont peu fréquentes dans les
campagnes, surtout parmi les habitants occupés à des
travaux agricoles, qui vivent dans des maisons salubres,
et sont nourris d'une manière convenable à leur état.
Dans les campagnes de la Hollande, au contraire, ainsi
que dans celles de l'Angleterre et des bords septentrio-
naux du Rhin, la scrofule et les tubercules prédominent
plus ou moins, et même davantage que dans les villes.
D'autre part, j'ai remarqué que ces affections se montrent
beaucoup plus fréquemment dans les villes du littoral
de la Méditerranée, ainsi que dans les villes principales
de l'Italie que dans les campagnes de ces pays. Nous pouvons donc conclure que la cause de la plus grande fréquence de la scrofule et des tubercules dans les villes
que dans les campagnes, ne saurait être attribuée au
climat, puisqu'alors ces maladies seraient plus fréquentes
dans les campagnes, et qu'elle devrait plutôt être attribuée
aux habitudes sédentaires, à la mauvaise disposition des

---

(1) Della Tuberculose — 1850. (Couronné par l'Académie de Médecine de Turin.)

maisons et à d'autres influences anti-hygiéniques qui
sont plus actives dans les villes qu'à la campagne. Qui
ne sait combien les rues sont étroites et les maisons
hautes à Nice, à Gênes et à Naples ; et que les habitants
des classes inférieures sont forcés de se loger dans des
passages, des caves , aux rez-de-chaussées privés de
de lumière et d'une ventilation suffisante ? Nous pouvons
alors facilement concevoir que cette classe de la population dans ces villes, souffrante de la privation des pre-
miers éléments de la vie, respire un air moins pur que
les brouillards de l'Angleterre et de la Hollande. Con-
trastez d'ailleurs la malpropreté des rues et des habitations à Naples avec la propreté proverbiale de l'Angleterre et de la Hollande, qui contrebalance en partie
les inconvénients résultant de leurs climats, et il ne sera
pas difficile de découvrir la source de la fréquence des
maladies tuberculeuses dans nos cités, quoiqu'elles y
soient toujours moins fréquentes que dans le nord-ouest
de l'Europe. »

Les médecins en général, considèrent l'effet des conditions de l'atmosphère [et [les différences de climat ,
trop exclusivement par rapport à leur action sur les
organes de la respiration. Elles exercent cependant une
influence très marquée sur la peau , qui est non seule-

ment un important organe supplémentaire aux poumons dans l'acte de la respiration, mais elle est aussi la voie par laquelle sont expulsées du système des matières nuisibles dont la rétention détériore le sang, et occasionne quelquefois des formations tuberculeuses. Dans une atmosphère sèche la transpiration insensible est augmentée, elle est au contraire réduite à son minimum dans une atmosphère très humide et calme. L'état de tranquillité ou d'agitation de l'atmosphère influe beaucoup sur la quantité de cette sécrétion.—Edwards a démontré que la perte par transpiration est presqu'égale dans un air sec et calme, et dans un air moite mais agité, ce qui rend raison des effets favorables de l'air de la mer, des montagnes et des lieux où l'air est souvent agité. Les expériences faites sur des grenouilles pour vérifier ces faits ont été répétées avec les mêmes résultats sur des animaux à sang chaud. Un air calme, saturé d'humidité, réduit aussi chez eux la transpiration à son minimum. Ainsi, la transpiration des habitants des vallées humides est réduite à son minimum ; d'autre part, la peau est fortement stimulée par l'air des montagnes, des plaines élevées et de la mer. Une ventilation active enlève donc du corps une quantité considérable des éléments de la respiration.

Les autres causes les plus fréquentes de la formation des tubercules sont le défaut d'exercice, la vie sédentaire, les influences mentales déprimantes, elles ont un mode d'action qui leur est commun avec l'humidité, savoir, la diminution de l'activité des fonctions de la peau et la suppression de la transpiration cutanée. Les effets d'un air humide ou vicié, et du défaut d'exercice en plein air sur la production des tubercules sont apparents chez les enfants des deux sexes rassemblés dans les ateliers des grandes villes manufacturières , ainsi que chez les hommes de lettres et autres personnes adonnées à des occupations sédentaires. Il est bien connu que les tubercules se forment très facilement dans les poumons des vaches maintenues dans des écuries, des singes et des animaux sauvages (qui sont naturellement très actifs) transportés des pays chauds pour être enfermés dans des ménageries en Europe. Les femmes douées d'une sensibilité plus vive, qui les assujétit davantage à être affectées par des impressions morales pénibles, et menant une vie plus sédentaire, sont plus fréquemment atteintes de phthisie pulmonaire que les hommes.

Un médecin français à qui la science et l'humanité sont redevables pour des observations importantes sur ce sujet, remarque, « Deux causes générales prédominent

sur toutes les autres dans la production du plus grand
nombre des maladies chroniques, le défaut d'exercice musculaire et l'humidité. Ces causes agissent prin-
palement sur la peau ; elles tendent incessamment à
refouler dans le torrent de la circulation les éléments
superflus et excrémentiels qui devraient être rejetés
au-dehors de l'économie. De cette manière sont produits
des changements dans le sang, et des cachexies dont la
cause est restée inconnue.

« Appliquez un enduit de vernis, de dextrine ou d'a-
midon à toute la surface du corps ou à une partie plus
ou moins étendue, les conséquences se montreront
plus ou moins vîte, et seront plus ou moins graves selon
que l'application aura été générale ou partielle ; dans
tous les cas la respiration de l'animal assujéti à l'expérience devient bientôt étrangement altérée, et la vie
même est fortement compromise. On a vu mourir des
animaux au bout d'un jour, de deux et trois jours, et
même de quelques heures après l'application ; ils succombent suffoqués. A l'époque de l'élévation de Léon X
au pontificat, l'Age-d'or fut représenté à Florence par un
enfant qui eut la surface du corps dorée, et qui en mou-
rut en peu de temps. »

» Quand la sécrétion acide de la peau est subitement

supprimée, il s'ensuit une altération profonde des éléments organiques du sang. Dans l'Egypte inférieure,
l'humidité de l'atmosphère, en supprimant l'exhalaison
cutanée, donne naissance à des maladies graves incon-
nues dans la haute Egypte. (1)

» L'acide lactique, divers sels, l'eau, la graisse et peut-
être l'albumen avec quelques atômes d'acide carbonique
sont constamment éliminés par l'acte de la transpiration.
Quand l'acide lactique n'est plus excrété, plusieurs maladies du sang, des altérations de la fibrine, de l'albumen peuvent s'ensuivre. En examinant les produits de
la transpiration pendant un exercice fatiguant ou un
travail forcé, nous pouvons nous former une idée des
résultats de l'inactivité habituelle sur l'économie animale
par laquelle ces éléments excrémentitiels sont retenus
dans le système. Les hommes et les animaux engraissent;
l'eau pénètre les tissus, les sels tendent à former de
nouvelles combinaisons, et l'excès d'acide lactique de-

_____

(1) Les noirs qui viennent de la Nubie et l'Abyssinie habiter l'Egypte
deviennent assez souvent phthisiques. L'humidité comparative de leurs
pays les ayant prédisposés à la maladie, le froid relatif de l'Egypte
produit chez eux le même effet que l'humidité dans les autres pays, en
supprimant la transpiration abondante qui caractérise cette race.

vient l'occasion de nombreuses maladies dont la forme
et la nature varient selon les climats, les localités, l'âge
des individus, etc.

» Le traitement de la phthisie pulmonaire finit ordinairement là où il aurait du commencer; l'air de la campagne est recommandé aux moribonds; les phthisiques
sont envoyés au midi de la France ou en Italie lorsqu'il
n'y a plus d'espoir. Dans ce traitement tout est inter-
verti. Des mesures remédiales sont dirigées vers les
poumons, tandis qu'elles devraient être dirigées à exci-
ter les fonctions de la peau. (1)

Cet auteur dit que dans les petites villes de la France
où la population est composée d'agriculteurs, d'artisans
et de boutiquiers, la proportion des décès pour cause de
phthisie pulmonaire à la mortalité générale est comme
1 à 40 ou 50 lorsque les villes sont situées sur les pentes
des montagnes, sur des plateaux élevés, dans des vallées
sèches accessibles aux vents, ou dans des plaines fertiles;
mais que sous ces conditions, la maladie ne se montre
pas également fréquente dans les différentes classes de

---

(1) Des Causes générales des Maladies chroniques , spécialement de
la Phthisie Pulmonaire — par le docteur Fourcault. — Paris, 1844.

la population. Elle est très rare parmi les agriculteurs, ainsi que parmi les artisans qui exercent activement leurs membres, tandis qu'au contraire elle atteint presque exclusivement les personnes sédentaires, qui restent ordinairement dans la maison, se servant seulement de leurs mains ou de leurs doigts pour travailler; qui ne s'exposent pas habituellement à l'action des changements atmosphériques — comme les couturières, etc. — Dans la classe des boutiquiers la maladie est plus fréquente chez les jeunes personnes et chez les femmes plus avancées en âge qui mènent une vie inactive. Les individus qui sont exposés à l'action de l'humidité seulement pendant qu'ils travaillent, ne deviennent pas phthisiques quand leur puissance musculaire est activement engagée, comme les tanneurs, les laveurs de laine dans les fabriques, les blanchisseuses, les teinturiers — l'influence expansive et sudorifique de l'exercice musculaire suffisant pour les préserver de la maladie. Ils sont cependant souvent atteints de douleurs rhumatismales, ce qui démontre l'action incontestable de l'humidité sur la peau. Dans des villages, où il n'y a pas des occupations sédentaires, et où tous les habitants sont occupés à travailler dans les champs, la proportion des décès par phthisie n'est que de 1 sur 80 ou 100 de la mortalité générale.

Nous pouvons donc admettre en principe, qu'afin de préserver les hommes et les femmes des affections tuberculeuses, ils devraient être assujétis aux influences atmosphériques. Dans les séminaires et les couvents, la consomption pulmonaire est fréquente, ce qui dépend évidemment du défaut d'exercice et d'une bonne ventilation. Sous ces circonstances les enfants deviennent étiolés, leur système devient lymphatique, le tissu osseux est ramolli, la courbure spinale se manifeste et plus tard la consomption est induite.

Le témoignage de quelques autres écrivains médicaux vient confirmer l'exactitude de ces remarques. M. Lombard trouva à Paris, à Genève, à Vienne, à Hambourg un plus grand nombre de personnes atteintes de phthisie pulmonaire menant une vie sédentaire que de celles qui menaient une vie active, dans la proportion de 141 à 80. Dans ces cités, la phthisie est deux fois plus fréquente parmi les ouvriers qui travaillent dans des ateliers et des maisons que parmi ceux qui travaillent en plein air. D'après un relevé de l'hôpital pour la consomption, à Brompton — près Londres — la proportion relative de malades est de 62 sur 100 parmi les hommes qui suivaient leurs occupations dans des maisons, tandis que chez ceux qui travaillaient en plein air, la proportion ne montait qu'à 30 sur 100 ; toutes les femmes phthisiques suivaient des occupations sédentaires.

Le doctenr Copland dit à ce sujet , « la privation de l'exercice en plein air, de l'exposition du corps à la lumière du jour et à l'influence du soleil , est l'une des causes les plus communes des formations tuberculeuses chez des individus de constitution scrofuleuse, ainsi que chez ceux qui n'avaient manifesté aucune apparence de cette diathèse. » (1)

« L'effet des habitudes sédentaires , dit sir James Clark, est extrêmement pernicieux. Il n'y a peut-être aucune autre cause (sans en excepter la prédisposition héréditaire) dont l'influence est aussi décidée en produisant la consomption que la privation de l'exercice et d'une libre circulation de l'air. Ce sont les causes de la plus grande fréquence de cette maladie parmi les femmes des classes aisées. »

Le même auteur objectant à ce que les poitrinaires fussent maintenus dans des chambres chauffées à une température uniforme, remarque, « un long séjour dans un climat très égal n'est pas favorable à la santé, lors

(1) Dictionary of Medecine. — Article Scrofula and Tubercle.

même que l'on jouit de l'avantage de pouvoir prendre l'exercice en plein air. Des variations de température et des changements atmosphériques, dans des limites modérées, semblent être nécessaires au maintien de la santé. Ainsi, beaucoup de malades, qui retirent un grand avantage de l'habitation temporaire d'un site chaud et abrité, ne peuvent supporter un séjour prolongé dans une pareille atmosphère. » Le docteur Combe remarqua, à l'époque de sa résidence à Madère, que les malades se trouvaient mieux lorsque la température était moins égale, et quand l'état de l'atmosphère était plus variable que lorsque la saison était plus qu'à l'ordinaire douce et égale. J'ai observé le même résultat d'un long séjour de quelques-uns des sites les plus abrités de notre île. De pareils sites sont excellents pour un certain temps, mais un peu plus tard le malade ne fait plus de progrès et perd plutôt qu'il ne gagne en force. L'habitation prolongée des sites très doux et abrités ne convient pas aux jeunes personnes prédisposées à des maladies tuberculeuses. » (1)

Le docteur Milne Edwards dit, « qu'une légère agitation

_____

(1) On Climate. — 4ᵉ Edition,

de l'atmosphère, quand sa température et sa condition hygrométrique sont adaptées à la constitution des individus produit un tel sentiment de bien-être, que la poitrine se dilate et admet une plus grande quantité d'air. La difficulté et l'oppression qu'éprouvent en respirant les personnes qui ont ce qu'on appelle les poumons délicats, sont souvent réferribles à la petitesse de leurs appartements. Cette difficulté est amoindrie quand le malade passe dans un plus grand appartement, ou sort de la maison. Le sentiment agréable que l'on éprouve en respirant l'air de la campagne dépend principalement de ce que la poitrine se dilate plus largement. » (1)

Un médecin distingué de Londres dit aussi à ce sujet, « Nous devons prendre garde de ne pas porter trop loin notre inquiétude, car, c'est un fait incontestable, que l'exposition du corps à l'action de l'air en-dedans des limites d'une hardiesse rationnelle est la meilleure sauvegarde contre la phthisie chez ceux qui y sont prédisposés. C'est à *l'effet produit sur la peau* que nous devrions probablement attribuer en grande partie les avantages obtenus par les malades du séjour dans un doux climat. L'exposition atmosphérique est un point

(1) De l'Influence des Agents physiques sur la vie.

très important ; dans notre climat variable elle n'est pas possible. » (1)

De ce qui précède nous pouvons conclure avec raison, que dans le traitement de la phthisie pulmonaire à une période peu avancée, ce n'est pas seulement ou même principalement la lésion locale qui doit être considérée, mais c'est la disposition anormale de l'économie et l'état vicié du sang (dont dépend dans la plupart des cas la formation des tubercules), que le médecin doit s'attacher à combattre, en faisant choix de bonne heure d'un climat approprié, dont l'action favorise les effets des moyens remédiaux suggérés par les indications ; sans cette mesure préliminaire, l'on ne ferait le plus souvent que temporiser, au lieu de donner aux malades la meilleure chance d'obtenir des guérisons, ou des améliorations durables.

Si faute de ne pas avoir adopté à temps les moyens les plus propres à procurer un résultat favorable, ou quand par suite d'autres causes, la maladie a déjà fait des progrès considérables, on ne peut généralement faire autre chose que d'avoir recours aux palliatifs, parmi lesquels il faut compter un climat doux, égal et moite plutôt que sec,

(1) The Practice of Physic — par les docteurs Bright et Addison.

afin de prolonger autant que possible l'existence, ou de soulager les symptômes urgents ; mais pendant qu'il n'y a encore qu'une prédisposition à la maladie , ainsi que quand les organes ne sont lésés qu'à un léger degré , et quelquefois même lorsqu'elle est plus avancée , pourvu que les malades conservent assez de forces pour pouvoir sans grand inconvénient prendre l'exercice en plein air quand le temps le permet, nous pouvons raisonnablement espérer — en plaçant les malades dans des conditions hygiéniques favorables, et opposées à celles qui contribuent à produire la cachexie tuberculeuse — de les voir se rétablir plus souvent qu'ils n'ont fait jusqu'à ce jour ; car ce n'est pas la présence d'un petit nombre de tubercules dans les poumons qui est le plus à craindre, mais c'est la persistance de la disposition anormale qui donne lieu à des dépôts successifs de la matière tuberculeuse , et si nous pouvons réussir à rendre au sang ses qualités normales, les tubercules qui existaient auparavant peuvent disparaître , soit par absorption , soit en étant expulsés , soit enfin en subissant la transformation crétacée.

Le séjour des malades dans un pays où, comme dans plusieurs endroits du littoral de la Méditerranée, le climat est sec, sans être trop égal d'une part, et de l'autre

sans être sujet à de trop brusques variations de température, tendrait le plus à leur faire atteindre le but proposé au moyen de cet agent remédial. La pureté de
l'air, l'aspect journalier du soleil et d'une riche végétation, les agréments que présente la campagne en
hiver, sont des circonstances qui contrastent fortement avec les conditions du climat dans les pays où
la cachexie scrofuleuse et tuberculeuse est commune
parmi les habitants, et qui ne peuvent qu'influer d'une
manière bienfaisante sur le physique et le moral. L'un
des principaux avantages que possèdent les villes fréquentées en hiver par les malades, sur les pays du
Nord, est qu'on peut y vivre beaucoup plus en plein air.
Par ce moyen les systèmes musculaire et respiratoire
sont exercés, les sécrétions de la peau sont favorisées
au plus haut degré, les forces vitales sont maintenues
dans leur équilibre normal et les congestions viscérales
sont évitées.

La variété des impressions qui réclament l'attention
pendant que se fait l'exercice au-dehors, empêche d'ailleurs la prédominance anormale du système sensitif,
en donnant un cours plus libre aux idées. Ainsi, par le
séjour des localités qui offrent des facilités pour que
l'exercice se fasse en plein air dans la saison d'hiver, les

fonctions digestives respiratoires et cutanées, sont acti-
vées, le sommeil est plus profond, la nutrition et l'hématose s'effectuent d'une manière plus parfaite, le bien-
être général est mieux senti, les dispositions morbides
sont corrigées, et l'on évite les nombreux inconvénients
qu'une vie plus sédentaire dans des climats brumeux
entraîne si fréquemment à sa suite.

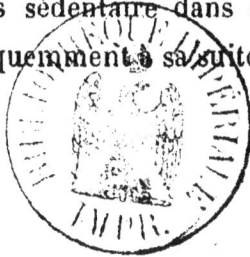

Toulon. — Imp. et lith. d'E. Aurel, rue de l'Arsenal, 13.

Erratum.

———

Page 21, au lieu de rocher escarpé, lisez : montagne escarpée et boisée.

La vallée des oiseaux est une des plus intéressantes du voisinage. Elle est à droite de la route de Costebelle, vis-à-vis le chemin conduisant à l'Ermitage.